Dʳ Henri de **SALLIER DUPIN**

de la

Faculté de Médecine de Paris

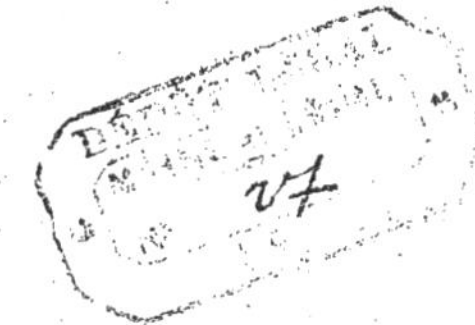

CONTRIBUTION A L'ÉTUDE

DU

TRAITEMENT DES RADICULITES

ET, EN PARTICULIER

DE LEUR TRAITEMENT PAR LES RAYONS X

PARIS

Librairie Louis ARNETTE

2, Rue Casimir-Delavigne

1923

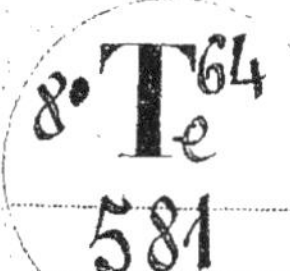

Dr Henri de SALLIER DUPIN

de la

Faculté de Médecine de Paris

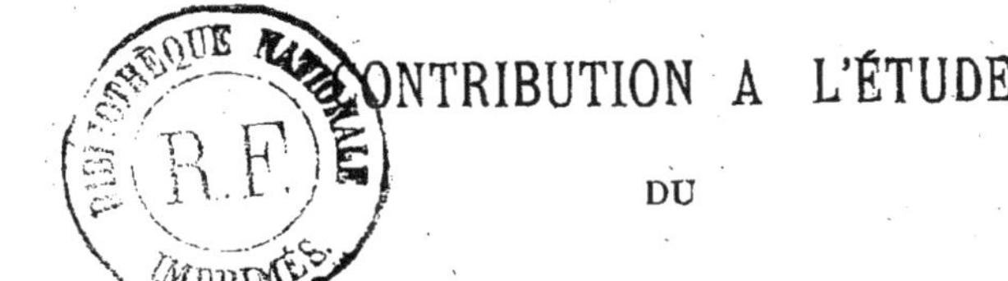

CONTRIBUTION A L'ÉTUDE

DU

TRAITEMENT DES RADICULITES

ET EN PARTICULIER

DE LEUR TRAITEMENT PAR LES RAYONS X

PARIS

LIBRAIRIE LOUIS ARNETTE

2, RUE CASIMIR-DELAVIGNE

—

1923

A MON PÈRE ET A MA MÈRE

En témoignage de ma profonde recon-
naissance et de ma plus grande
affection.

A MA SŒUR

A MES FRÈRES

A mon cadet. Souvenir bien affectueux
de notre vie d'étudiant passée en-
semble tant en pays nantais que
dans la capitale.

A MA BELLE-SŒUR

MEIS ET AMICIS

A mon Président de Thèse
Monsieur le Professur CARNOT
Professeur de Thérapeutique
Médecin des Hôpitaux
Officier de la Légion d'Honneur

*qui m'a fait l'honneur de bien vouloir
accepter la présidence de cette thèse.*

A mes Maîtres des Hôpitaux de Nantes
MM. les Docteurs :
OLLIVE, JOÜON, CASTAGNARY, POISSON, RIVET,
M. BUREAU, AUBRY

A Monsieur le Docteur BIANCHI

Radiologiste des Hôpitaux de Nantes

*qui voulut bien m'inspirer le sujet de
ce modeste travail. Je lui adresse
ici l'expression de ma plus profonde gratitude.*

A Monsieur le Docteur DELHERM

Chef du Laboratoire d'Electroradiologie
de l'Hôpital de la Pitié

*qui a bien voulu nous accueillir dans
son service et nous faire profiter de
son enseignement. Qu'il veuille bien
accepter ici le témoignage de ma
plus vive reconnaissance.*

A Messieurs les Docteurs
LAQUERRIÈRE, MOREL-KAHN et THOYER-ROZAT

INTRODUCTION

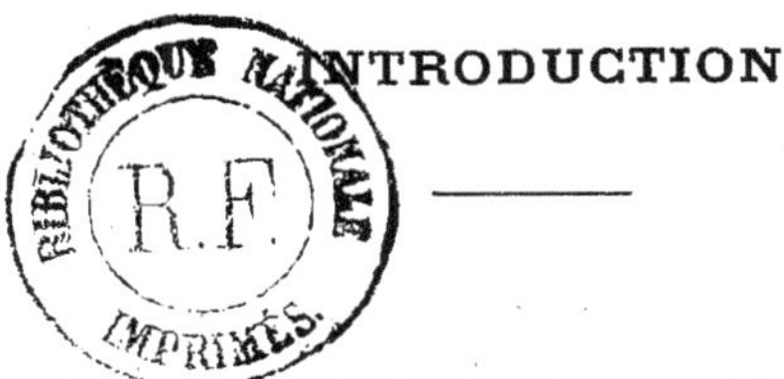

C'est à la fin du siècle dernier que Déjerine et ses élèves ont dégagé des maladies de la moelle et des maladies des nerfs le chaînon qui réunit les myélites aux névrites. Ce chaînon a reçu le nom de radiculites.

Depuis cette époque un certain nombre d'auteurs, Babinski, Lortat-Jacob, Sabarranenu, Camus, Sezary se sont attachés à l'étude clinique de ces affections; d'autres, Delherm, Zimmern, Laquerrière, Chassard, Py, Dariaux ont porté leurs efforts sur l'étude de leur traitement, et en particulier sur l'étude de leur traitement par les rayons X.

Grâce aux observations que MM. Bianchi et Laquerrière nous ont obligeamment fournies, et aux conseils éclairés qu'ils nous ont donnés, nous venons apporter notre bien modeste contribution à l'étude de la thérapeutique de ces affections.

Le plan que nous avons adopté est le suivant :

Dans une première partie, après avoir exposé quelques considérations sur l'étude clinique, étiologique et anatomopathologique des radiculites, nous passerons en revue les différents traitements qui leur ont été appliqués. Nous verrons tour à tour les moyens médicamenteux et chirurgicaux, les moyens physiothérapiques, et parmi ces derniers, les applications de l'électricité retiendront plus longuement notre attention.

Le traitement radiothérapique fera l'objet de la seconde partie de notre plan. Nous ferons tout d'abord l'historique de cette méthode particulière, nous la ferons suivre de nos observations, et, après avoir montré le principe général du traitement, nous indiquerons la technique qui a été suivie et les résultats que l'on a obtenus.

PREMIÈRE PARTIE

LES RADICULITES ET LEUR TRAITEMENT

CHAPITRE I

ETUDE CLINIQUE ÉTIOLOGIQUE ET ANATOMO-PATHOLOGIQUE DES RADICULITES

APERÇU CLINIQUE

Au point de vue clinique, l'on désigne sous le nom de radiculites des syndromes sensitifs ou sensitivo-moteurs caractérisés par leur distribution radiculaire et provoqués par une inflammation des racines rachidiennes dans leur trajet intraméningé.

Les troubles sensitifs ouvrent la marche. Ce sont des douleurs qui revêtent les formes les plus variées. Tantôt elles sont continues, lancinantes, donnant parfois l'impression de rongement. Tantôt elles sont paroxystiques; le malade a la sensation qu'on le broie, qu'on le déchire. Parfois elles prennent le type de douleurs fulgurantes. La pression des masses musculaires, des troncs nerveux ne les exagère pas. Si le mouvement ne les fait pas apparaître ou ne les exacerbe pas, la toux et l'éternuement augmentent leur intensité et provoquent des irradiations des plus pénibles. Parfois la douleur est telle que le malade est complètement désespéré, et ne voit que dans le suicide le moyen de mettre fin à son long supplice.

Les malades accusent aussi des sensations de fourmillements, d'engourdissements, de chaleur, de froid, dans des territoires bien précis.

A l'examen objectif de la sensibilité, l'on trouve tantôt de l'hypoesthésie ou de l'anesthésie, tantôt de l'hyperesthésie. Mais ces troubles ont une disposition toute particulière. Ils prennent l'aspect de bandes descendant parallèlement à l'axe du membre, mais d'une façon plus ou moins régulière.

Les réflexes tendineux sont dans quelques cas exagérés mais le fait est rare et le plus souvent ils sont notablement diminués. Parfois ils sont inversés. Il existe également des modifications du côté des réflexes cutanés.

Les muscles sont plus ou moins atrophiés : parfois ils sont paralysés.

Dans les formes chroniques, l'on observe des troubles chroniques ; les poils tombent, la peau devient lisse, les crêtes papillaires s'effacent, les ongles s'incurvent. Des maux perforants plantaires, une hypertrophie osseuse des phalanges et des métatarsiens ont été signalés.

Le sympathique est touché et son atteinte se manifeste par une mauvaise circulation, de la cyanose, du refroidissement, par une pâleur des extrémités, par des modifications de la sécrétion sudorale, tantôt complètement tarie, tantôt exagérée.

ETIOLOGIE

Les causes des radiculites sont extrêmement nombreuses et variées. Les causes locales seraient les plus fréquentes : lésions osseuses ou articulaires entraînant la compression du nerf dans son segment radiculaire (cal vicieux, exostose, fongosités ou abcès ossifluents du Mal de Pott etc.).

Mais dans de nombreux cas le syndrôme relève de causes générales très diverses, au point qu'on peut actuellement affirmer que toute infection méningée latente ou en évolution, aigüe ou chronique, est susceptible de donner naissance à des radiculites, soit au cours de la période d'état, soit ultérieurement, sous forme de manifestation tardive résiduelle. D'où la nécessité, en présence du syndrome, d'une enquête précise et d'un examen général complet.

Parmi les processus infectieux qu'on retrouve à l'origine des radiculites, la plus grande part revient, ici encore aux grandes infections, à celles qui se caractérisent par leur généralisation intense et tenace : paludisme, diabète, tuberculose, syphilis. Cette dernière est particulièrement fréquente ; on la rencontre d'après Dejerine, dans 80 o/o des cas, le plus souvent à la période secondaire de la maladie, soit 4 à 6 mois après l'accident initial, plus rarement comme manifestation tardive, après 15, 20 ans, et davantage.

Après la syphilis, la tuberculose est à coup sûr la cause la plus fréquente des radiculites, soit qu'il s'agisse d'une action sclérogène des toxines bacillaires, soit qu'il s'agisse et c'est le cas le plus fréquent, d'une infection méningée plus ou moins discrète avec condensation de petits foyers latents, mais toujours menaçants, au niveau de la gaine radiculaire. On sait d'ailleurs la fréquence des névralgies sciatiques chez les tuberculeux.

Les autres causes relativement fréquentes, mais cédant, de loin, le pas aux deux grands processus infectieux que nous venons de signaler, sont : les méningites aigües, la blennorragie (Lortat-Jacob et Salomon), la scarlatine (Merbé), le paludisme, le diabète, les infections eberthiennes (Euzière et Margarot).

Il existe enfin des radiculites, dites — faute de mieux — essentielles, dont l'étiologie nous échappe et que l'on tend aujourd'hui à rattacher à l'arthritisme, au rhumatisme, à la goutte, au « froid ». Il est probable qu'un examen complet permettrait assez souvent de les rapporter à l'un des processus que nous avons passés en revue, et en particulier à la syphilis. C'est en présence de ces cas de radiculites « essentielles » vis à vis desquelles nous ne disposons d'aucun traitement spécifique ni logique, que sont particulièrement indiqués et efficaces les traitements symptomatiques par les agents physiques, dont nous allons aborder plus loin l'étude.

ANATOMIE PATHOLOGIQUE

L'anatomie pathologique n'a pas appris grand chose; mais par suite de la disposition anatomique des racines, leur passage à travers les trous de conjugaison et à travers de véritables canaux qui se moulent sur elles, il est aisé de comprendre que la moindre irritation du tissu conjonctif périradiculaire, la moindre congestion veineuse des lacis qui l'irriguent, compriment les éléments nobles littéralement étranglés dans les trous rachidiens.

De plus, on rencontre parfois à l'autopsie des lésions en rapport avec l'infection causale, telles, si nous prenons pour exemple la tuberculose, des tubercules vrais disposés au niveau de la gaine radiculaire et capable secondairement de toutes les évolutions caséeuses, hémorragiques, kystiques etc..., de ces formations.

Quoiqu'il en soit, la lésion anatomopathologique, quelle que soit l'étiologie incriminée, se ramène à une « méningo-radiculite », aigüe, subaigüe ou chronique.

Enfin, on peut ranger sous le chapitre « anatomo-pathologie » les modifications du liquide cephalo-rachidien. Celles-ci, en réalité, sont le résultat, non pas des radiculites, mais de la cause qui les a déterminées. D'où l'indication formelle, sur laquelle ont insisté Déjerine, Widal, Sicard et d'autres auteurs, de pratiquer une ponction lombaire en présence de toute radiculite qui n'a pas d'emblée fait sa preuve par un ensemble clinique suffisant à lui seul, à affirmer tel ou tel

grand processus infectieux. L'existence d'une lymphocytose
même légère, même si la réaction de fixation du complément
est négative, est un élément de forte présomption en faveur
de la spécificité méningée. Dans la tuberculose, la lymphocytose est à la fois beaucoup plus discrète et beaucoup moins
fréquente.

CHAPÌTRE II

TRAITEMENT

Toutes les fois que l'on pourra, on devra traiter la cause. Mais souvent cette dernière n'est pas facile à découvrir, et même si l'on a pu établir un diagnostic étiologique solide, le traitement général ne suffit pas toujours, et l'on doit avoir recours à un traitement symptomatique dans un certain nombre de cas.

TRAITEMENTS
MÉDICAMENTEUX ET CHIRURGICAUX

Le principal symptôme étant la douleur, l'on a employé toute la gamme des analgésiques. L'aspirine est souvent l'avant garde détaché de la colonne thérapeutique, mais on lui préfére dans la plupart des cas le pyramidon qui laisse indemne la muqueuse gastrique. Puis l'on essaie successivement la belladone, la phénacetine, l'exalgine et l'acétanilide. On épuise bien vite cette réserve médicamenteuse pour arriver à l'analgésique par excellence : l'opium et ses dérivés. Mais tous ces médicaments administrés par la voie buccale et absorbés à dose continuelle et suffisante nécessite un estomac complaisant et des reins d'une permeabilité parfaite.

Les baumes et les liniments qui constituent la médication externe, soit par leur nombre soit par leurs effets, n'ont rien à envier aux médicaments internes. Toute la série des préparations où le chloroforme, le laudanum, la jusquiame unis-

sent leurs vertus en mixtures variées, les multiples envelop-
pements au salicylate, le badigeonnage au gaïcol, les frictions
à l'essence de térébenthine, à la pommade ichtyolée ont successivement saturé l'épiderme des malheureuses victimes de
radiculites.

« Ces agents médicamenteux, déclare M. Py (in thèse
Paris 1912), peuvent donner de bons résultats, mais ils sont
surtout efficaces dans les cas bénins. Ils comptent des échecs
nombreux ». Il ne faut pas les négliger, car outre le soulagement qu'ils provoquent *in loco dolenti*, ils exercent « une
action psychique » ramenant au calme l'esprit généralement
inquiet de ces malades.

Les diverses injections superficielles sont rarement cura-
tives : certaines sont dangereuses. Les solutions salines
additionnées de cocaïne injectées profondément, et les injections épidurales calment très vite la douleur, mais n'amè-
nent que très rarement la guérison. Les injections d'agents
destructeurs et les injections intradurales sont dangereuses
et doivent être abandonnées. Telle est la conclusion de M.
Py (loc. cit).

A l'autre extrémité de la gamme des causes étiologiques,
nous trouvons les radiculites dues à une cause locale, mécanique, d'origine osseuse ou articulaire, entraînant ces syndromes chroniques et rebelles à toute thérapeutique indirecte,
et qui se manifestent par des douleurs particulièrement violentes. Contre ces formes, il est bien évident qu'aucune thérapeutique médicale ou externe n'est efficace et qu'il faut
attaquer directement l'obstacle qui comprime et qui irrite. A
ces cas là, mais à ces cas là seulement, on est en droit de
proposer le traitement chirurgical, que nous ne ferons ici
que signaler. Des deux procédés qui ont fait leur preuve,
l'un remonte à Chipault (1896) et consiste à sectionner les
racines postérieures intra ou extra durales, l'autre plus ré-
cent (Sicard et Desmarets) ajoute à cette intervention la re-
section du ou des ganglions rachidiens incriminés.

Entre ces deux extrêmes : étiologie spécifique nettement affirmée et entraînant une médication spécifique, et d'autre part obstacle mécanique posant l'indication opératoire, qui est elle aussi une thérapeutique spécifique, il y a une large marge remplie par les cas nombreux où, en l'absence d'un diagnostic étiologique précis et devant l'insuccès d'un traitement établi par tatonnement, sans base solide, toutes les thérapeutiques classiques, symptomatiques, ont échoué.

C'est dans ces cas, — et ils sont nombreux — que s'impose une thérapeutique symptomatique plus active, c'est-à-dire le traitement par les agents physiques dont la plus efficace, nous allons essayer de le montrer, nous semble indiscutablement la radiothérapie.

TRAITEMENTS PHYSIOTHÉRAPIQUES

Procédés anciens —De tout temps des moyens physiques ont été employés pour combattre la douleur. Au début du siècle dernier, une médication était en honneur, médication importée de je ne sais trop où et qui fit à cette époque couler bien des flots d'encre. Elle consistait pour faire disparaître la douleur, à cautériser l'hélix du patient. Aujourd'hui cette méthode est complètement périmée, ainsi que les badigeonnages d'acides minéraux, les pointes de feu sans ménagements, les vésicatoires successifs.

Un traitement très employé fut le traitement par pulvérisations de chlorure de méthyle, tel que l'a institué M. le Prof. Debove. Il consistait à diriger *in loco dolenti* un jet de chlorure de méthyle d'une durée de 10 à 20 secondes sur chaque point de la région malade. Il fallait pour cela que le sujet ait une peau saine; aussi cette méthode était-elle contre-indiquée chez les cardiaques, brightiques, œdémateux chez lesquels la moindre irritation de la peau peut déterminer une infection.

La chaleur, également, a été utilisée contre la douleur

sous forme de sacs de sable chaud ou de douches d'air chaud, iodé ou non.

Kinésithérapie. — Les méthodes kinésithérapiques sont surtout indiquées dans les formes qui s'accompagnent d'atrophie musculaire progressive.

Dans ces cas le massage est fait à la main, soigneusement entretenue chaude, enduite de talc, et appliquée aussi complètement que possible sur la région à masser. Elle s'adresse exclusivement à la pression, délaissant complètement la percussion. La pression doit, sous peine d'être inopérante, être assez forte pour provoquer une légère dépression des téguments et agir dans la gaine musculaire et sur la région articulaire qui entoure les racines nerveuses. Elle doit donc être forte et précise, sans cependant jamais aller jusqu'à la douleur. Les pressions sont dirigées de la périphérie vers le centre, dans le sens de la circulation veineuse, selon la technique précisée par Dagron, d'après les données de Lucas-Championnière, en respectant le sens des fibres musculaires, le rachis devant, pendant ces manœuvres, être maintenu en extension.

Les phalanges digitales, et spécialement du pouce, conviennent à ces massages de régions peu étendues et bien localisées.

On peut joindre à la pression des manœuvres de pincement entre les faces palmaires des phalangines du pouce et de l'index.

Etant donnée la région, il ne peut être évidemment question que de la mobilisation passive. Son but est une action à la fois mécanique et biologique : meilleure nutrition du système séreux et mobilisation à distance de régions inaccessibles au doigt qui masse.

Le massage est contre-indiqué en période d'inflammation aigüe.

Les méthodes kinésithérapiques ont une action sédative

immédiate, réelle et marquée, mais cette atténuation des phénomènes douloureux ne saurait être que de courte durée.

Hydrothérapie, thalamothérapie, climatothérapie. — L'hydrothérapie simple — qu'on ait recours à l'eau froide ou à l'eau chaude, — agit surtout par les effets thermiques, plutôt que par ses effets mécaniques ou chimiques, dans le cas qui nous intéresse ici. Cette action thermique se manifeste par la sédation générale qui suit presque immédiatement toute excitation de la sensibilité périphérique, et cette sensation de bien être est particulièrement marquée chez des sujets « faisant bien la réaction » à la suite de l'application hydrothérapique locale ou générale. La circulation dans les tissus est activée, et l'effet incontestablement salutaire est sédatif, mais c'est là encore un résultat de courte durée.

Plus indiquée nous semble la thalassothérapie, qui joint aux effets locaux une action sédative marquée sur l'état général dans ces affections, à condition de choisir des régions où l'eau est chaude, permettant un bain à température sédative et suffisamment prolongé, telles que les plages de l'Atlantique : Pen-Bron, Saint-Trojan, Fouras, la Baule, ou de la Méditerranée : Banyuls, Cette, Hyères etc...

Les bains de mer agissent également de façon passagère par vaso-constriction périphérique avec vaso-dilatation des organes profonds. Ils sont au contraire contre indiqués sur les plages froides.

On peut rapprocher de cette action sédative des bains de mer chauds, celle des bains de boue de Dax, ou des bains de boue minérale de Saki, dont Dobroh-hotor s'est fait récemment l'ardent défenseur dans le traitement des sciatiques radiculaires.

Enfin, la climatothérapie nous semble devoir donner des résultats plus durables. Elle n'est malheureusement pas applicable à tous les malades. A ceux qui peuvent en bénéficier, les plus indiqués nous semblent les climats secs et chauds tels que : Aix-les-Bains, Saint-Amand, Dax, Cambo, Luchon, Cauterets etc., ou les stations méditerranéennes.

Traitements par l'électricité — De tous les agents physiques, le plus important est le courant électrique qui présente l'avantage de pouvoir être utilisé sous de multiples formes. L'on se sert tantôt de l'énergie électrique elle-même, c'est-à-dire la franklinisation, la faradisation, les courants de haute fréquence, la galvanisation avec ou sans introduction d'ions médicaux, tantôt d'une transformation immédiate de celle-ci en énergie thermique ou radiante.

Air chaud. — Grâce à des appareils spéciaux, on est arrivé à obtenir des douches plus pénétrantes et à action plus localisée que l'action révulsive banale que produisaient les appareils jusqu'alors employés. Quoiqu'on ait perfectionné considérablement la technique et l'intensité de cette application thérapeutique, la pénétration n'est pas suffisante pour atteindre les racines nerveuses à travers la masse compacte qui les sépare de la surface.

On peut en dire autant de la diathermie, qui a été tentée par un grand nombre d'auteurs sans résultat satisfaisant, et les reproches que nous venons d'adresser à toutes ces méthodes sont applicables à plus forte raison à la thermoluminothérapie et aux procédés qui en dérivent, dont l'action quoiqu'on fasse ne saurait être assez pénétrante.

Ionisation. — Les expériences de Chatzky, de Leduc, ont prouvé la possibilité du transport et de l'introduction dans l'organisme vivant des ions médicamenteux, et théoriquement l'essai peut paraître tentant d'appliquer cette méthode thérapeutique aux radiculites. Malheureusement deux obstacles se dressent devant les tentatives d'application pratique. Tout d'abord nous ne connaissons pas l'ion médicamenteux ayant une action spécifique sur la fibre nerveuse, et d'autre part il faudrait pour atteindre avec une intensité suffisante une région aussi profonde que la région médullaire, avoir recours à une force électromotrice relativement considérable et qui rendrait délicate sinon dangereuse, l'application d'un tel procédé, tout au moins dans l'état actuel de l'instrumentation dont nous disposons.

Galvanisation. — Le courant galvanique peut être utilisé à l'état permanent ou à l'état variable. Le premier cas seul nous intéresse ici.

Dans le premier cas, il agit sur les tissus, par les modifications électrochimiques qu'il leur fait subir, ou modifications électrotoniques. On a proposé d'utiliser cette action comme traitement des radiculites. Cette prétention semble à priori illogique là où nous recherchons au contraire avant tout une action sédative.

En effet, bien que certains auteurs aient tenté d'employer le pôle positif du courant galvanique et qu'ils aient pu obtenir une action calmante sédative (malheureusement difficile à prouver expérimentalement chez l'homme) — alors que l'application du pôle négatif seul aurait une action excitante — il semble bien que ces espoirs aient été déçus, et qu'à l'action sédative fugace qu'ils ont effectivement obtenue chez quelques sujets, ait succédé rapidement une réaction contraire au but que nous nous proposons.

Par contre, le courant galvanique, employé en applications superficielles, a une action révulsive qui peut être employée comme adjuvant à la fin du traitement .

Electricité statique et courants de haute fréquence. — Le bain statique est employé depuis fort longtemps comme tonique général du système nerveux, mais il agit plutôt par son action sédative générale et par son action sur les vaso-moteurs — d'où régularisation de la circulation dans les couches profondes du derme — que par une action élec-

tive sur un faisceau nerveux déterminé. Il peut donc cons-
tituer, lors de la convalescence, un adjuvant utile, mais ne
saurait être envisagé comme traitement logique des radiculites ou d'un autre syndrome sensitif nettement localisé.

L'effluve statique agit localement sur les nerfs vaso-
moteurs qui régissent la circulation sous la peau, ainsi que
sur les nerfs sensitifs superficiels, qui bénéficient nettement
de son action sédative très marquée, mais n'est pas assez
pénétrante pour influencer favorablement la région relativement profonde qui nous intéresse.

La douche statique ne saurait non plus avoir qu'une action générale.

Enfin l'étincelle statique n'agit que temporairement sur la
sensibilité cutanée, comme le ferait tout autre mode de révulsion. Mais son action est à la fois trop superficielle et de
trop courte durée.

Quant aux courants de haute fréquence, leur action a été
très discutée. Pour les uns (Oudin), ils agiraient grâce à l'a-
némie spasmodique — ou « chair de poule » — qu'ils pro-
duisent par vaso constriction périphérique, seulement sur
la peau et ses annexes. Pour d'autres ils auraient une action
propre sur les extrémités nerveuses, en produisant une in-
hibition du système nerveux.

Quoiqu'il en soit, toutes ces méthodes, si elles constituent
un adjuvant précieux par leur action sédative générale, ont
une action trop superficielle et trop précise pour atteindre
efficacement une région aussi profonde et aussi exactement
localisée et limitée que celle qui nous occupe dans cette étude et c'est pour cette raison qu'elles doivent céder le pas à
la radiothérapie.

Révulsion faradique. — La révulsion faradique a été
très employée, surtout pendant la guerre, et depuis longtemps Duchenne de Boulogne a montré le rôle considérable
que peut jouer la révulsion faradique dans les algies, qu'il

s'agisse d'une action psychique — que nous n'avons pas le droit de dédaigner — ou d'une action élective sur la fibre nerveuse.

Quoiqu'il en soit cette technique est favorable non pas tant en agissant sur le foyer radiculaire lui-même que par ses effets sur les conséquences plus ou moins tardives de la radiculite : contractures, douleurs tenaces, atrophie musculaire.

Les mêmes raisons légitiment l'emploi du rateau de Tripier, et même, dans certains cas, de torpillage, pratique douloureuse certes, mais agissant puissamment sur certains sujets par ses effets psychiques, et qui reste sans danger si la source du courant continu est elle-même sans surprises, c'est-à-dire qu'elle est constituée par une batterie de piles.

En résumé, tous les modes de thérapeutiques par les agents physiques, que nous venons de passer en revue, s'ils ont une action sédative générale ou révulsive locale, que nous pouvons considérer comme un bon moyen d'attente ou comme un adjuvant utile du traitement des radiculites, n'en constituent pas le traitement de choix parce qu'ils sont trop superficiels et d'action trop fugace.

Pour atteindre avec efficacité et précision une région aussi profonde, aussi limitée et d'accès aussi difficile que la région périmédullaire en un point donné, il faut une application à la fois pénétrante et facile à localiser et à doser. Les rayons X, dont nous allons maintenant aborder l'étude, nous paraissent à cet effet la méthode de choix.

DEUXIÈME PARTIE

LA RADIOTHÉRAPIE RADICULAIRE

CHAPITRE I

HISTORIQUE DE LA MÉTHODE

Malgré l'emploi de ces diverses modalités thérapeutiques, agents médicamenteux, massages, pratiques hydrothérapiques, électricité, il arrivait souvent que les douleurs persistaient et que la guérison recherchée n'était pas obtenue.

C'est alors que Freund, en Allemagne, vers l'année 1907, traitant un cancer du sein par les rayons X, remarqua l'action sédative de ceux-ci. Or, sa malade présentait également des douleurs dans la région lombosacrée et le long de son sciatique. Bien que l'examen clinique ne révélât aucune métastase dans cette région, il eut l'idée de faire une irradiation et il constata, sous l'influence de celle-ci, la disparition des douleurs.

La même année en France, M. J. Babinski présentait à la Société de Neurologie un malade atteint de spondylose rhizomelique dont il souffrait depuis sept ans. « Quelques pratiques radiothérapiques eurent raison de ses douleurs ». Ce malade, en effet, fut traité à l'hôpital dans le laboratoire de M. le Dr Delherm. Dès la première séance, l'amélioration fut telle que le malade redressa sa taille et se mit à marcher.

Le traitement fut continué et la guérison qui nécessita une vingtaine de séances fut obtenue au bout de cinq mois.

M. Babinski qui relate cette observation dans la Revue Neurologique, se demande s'il y a une relation de cause à effet entre la radiothérapie d'une part et la guérison de la spondylose d'autre part. « Je ne suis pas en droit de l'affirmer, disait-il, mais je suis porté à le croire ».

Cette relation de cause à effet avait été déjà entrevue par de nombreux auteurs, en particulier MM. Stembo, Imbert, Bergonié, Béclère et Harret. Ceux-ci avaient signalé, en effet, que des malades soumis à des pratiques radiologiques voyaient disparaître comme par enchantement les algies dont ils étaient porteurs. Cette relation fut vérifiée dans la suite.

Au mois d'avril 1911, M. Babinski, en collaboration avec Mrs Charpentier et Delherm relatait dans la Revue de Neurologie quatre cas de sciatiques traités par la radiothérapie. Ces sciatiques rebelles qui avaient résisté aux analgésiques, aux révulsifs, voir à l'électricité, furent soumis à l'action bienfaisante des rayons, et leur guérison fut rapidement obtenue. Un an après le traitement, celle-ci s'était maintenue à l'exception d'un cas qui a récidivé et que la disparition du malade n'a pas permis de suivre.

L'année suivante le « Bulletin officiel de la Société Française d'électrologie et de radiologie médicale » publiait trois observations de M. le Dr Morat, médecin du Sanatorium de Boulogne-sur-Seine. Il s'agissait de trois malades atteints de radiculite et chez lesquels un traitement radiothérapique avait amené la rapide disparition des phénomènes sensitifs et moteurs. Nées d'une propagation aux racines de processus infectieux, venus de l'abdomen dans un cas, des méninges dans les autres, ces radiculites n'avaient été influencées ni par les injections épidurales de stovaïne, ni par la haute fréquence.

La même année et dans le même bulletin, MM. les Drs Laquerrière et Loubier mentionnaient le cas d'un malade atteint de sciatique dite rebelle, car les traitements classiques étaient restés infructueux. Soumis à la galvanisation le malade eut une amélioration passagère, mais appréciable puisqu'il put abandonner une canne sur deux. Cette amélioration ne s'accentuant pas, on entreprit le traitement radiothérapique qui fit cesser complètement les douleurs et rendit au patient sa marche normale.

De leur côté, M. le Prof. Zimmern et le Dr Cottenot communiquaient à une séance de la Société d'Electrologie et de Sociologie huit guérisons de sciatiques soumises aux rayons X.

Peu de temps après M. Py rassemblait dans sa thèse les différents cas publiés sur le traitement radiothérapique des sciatiques et en apportait sept observations nouvelles. Dans cette petite statistique comportant 14 observations, M. Py signale deux guérisons, une récidive, et deux échecs. L'un de ces échecs avait pour cause l'existence d'un mal de Pott; quant au second, il ne put être expliqué. Les douleurs provoquées par le mal de Pott furent également réfractaires à la lumière et au courant galvanique.

M. Py, dans ses conclusions, déclarait que dans ces sciatiques rebelles où se montre impuissant le courant galvanique, il fallait immédiatement employer les rayons X. Ce traitement est le traitement de choix lorsque l'on suppose que la sciatique est due à une compression médullaire ou paramédullaire, lorsque l'on se trouve en présence de réflexes exagérés.

En 1913, dans sa thèse intitulée « la radiothérapie radiculaire », M. Dariaux rassemblait les diverses observations du Prof. Zimmern et un certain nombre de cas qui lui étaient personnels. Ces différentes observations ont trait aux névralgies sciatiques, ainsi qu'à d'autres névralgies, névralgie occipitale, névralgie du trijumeau, névralgie du brachial antérieur. L'auteur concluait en ces termes que toutes les radiculites qui avaient pour cause, des causes d'irritation ou d'inflammation du nerf étaient justiciables de la radiothérapie radiculaire. Il ajoutait aussi que les névralgies à topographie radiculaire avec absence de réflexes rentrent dans les faits de probabilités auxquels l'on peut appliquer la méthode.

. La même année M. le Prof. Zimmern, en collaboration avec l'auteur précédent et M. Cottenot, firent dans la « Presse Médicale », l'historique de la radiothérapie radiculaire et montrèrent que les résultats de leurs nombreuses observations ont vérifié d'une manière incontestable la valeur de la méthode.

En 1914, Chassard dans une thèse très documentée et très intéressante passe en revue les différentes névralgies et montre l'heureuse influence sur celles-ci des différentes modalités électriques et en particulier de la radiothérapie rachidienne qui, déclare-t-il est réservée aux névralgies d'origine radiculaire, médullaire ou paramédullaire. Mais la rapidité avec laquelle elle amène la sédation des phénomènes douloureux dans un grand nombre de cas où rien ne permet de prévoir son efficacité, nous conduit à l'essayer, avant tout autre traitement électrique dans les névralgies où prédomine l'élément douleur.

La guerre enfin, par le grand nombre de cas observés, mettait en valeur le traitement radiothérapique des névrites et en particulier des affections des nerfs périphériques et de leurs racines. G. Bonnus, (1916) et Hesnard, (1918) en France ; Harrington, Sainsburry (1917) en Angleterre, publièrent sur cette question d'importants travaux que le nombre des faits observés permettait de considérer comme une mise au point des diverses méthodes thérapeutiques, et d'où ressortait l'indication de la radiothérapie comme méthode de choix dans la plupart des cas, si bien que dès cette époque Dejerine pouvait écrire dans sa Revue Générale sur les Radiculites, qui fait actuellement autorité en la matière : « Dans toutes les formes qui résistent au traitement spécifique, on obtient un excellent résultat par les traitements locaux, et parmi ceux-ci, il me parait légitime de donner la préférence à la radiothérapie ».

Enfin, en 1921 MM. Barré et Gunsett, de Strasbourg, apportaient au Congrès de Luxembourg-Metz les résultats qu'ils avaient obtenu par la radiothérapie dans 20 cas de radiculites.

Nous apportons à notre tour sept observations dues à l'obligeance de M. le Dr Laquerrière, chef du Laboratoire de radiologie et d'électrologie à l'Hôpital Hérold et à celle de M. le Dr Bianchi, radiologiste des Hôpitaux de Nantes, qui confirment la valeur de cette méthode thérapeutique.

CHAPITRE II

OBSERVATIONS

Obs. I (*Dr Laquerrière*). — Mme F., 50 ans, vint consulter le 17 mars 1911 parce qu'elle souffre d'une sciatique gauche.

Sa première crise date de 10 ans, et fut guérie par une cure à Saint-Amand. Une deuxième crise survenue il y a 5 ans et une troisième l'an passé furent l'une et l'autre traitées avec succès par une cure à Dax. Au mois de décembre dernier, elle fut prise d'une nouvelle crise qui dure encore mais qui présente des alternatives d'amélioration et de rechute.

En dehors des grandes crises, survenaient plus ou moins fréquemment de petites crises que des douches chaudes jugulaient immédiatement. La jambe restait faible.

L'examen révèle une très grosse atrophie de tout le membre inférieur, une disparition complète des réflexes, des points douloureux siégeant à la fesse, au creux poplité, au mollet.

Une irradiation sur la région radiculaire fut instituée. La technique était la suivante : le foyer de l'ampoule était à 30 centimètres de la région à irradier. Le rayonnement fourni par un courant électrique d'une intensité de 2 milliampères et d'une tension correspondant à 18 à 20 centimètres d'étincelle au spintermètre était filtré sur 3 millimètres d'Aluminium dans les premières séances et sur 5 dans les séances suivantes. La malade fut soumise à trois séries de trois séances (17-19-21 mars — 19-21-23 avril — 10-12-14 mai). Chaque série était séparée de la précédente par un intervalle d'un mois.

Le soulagement fut manifeste dès le cours de la première. A la fin du traitement, la malade ne boite plus, n'éprouve plus de douleur. Toutefois, elle se fatigue vite en marchant, et elle est gênée quand elle reste assise longtemps sur un siège dur, ce qu'il faut attribuer à l'atrophie musculaire.

Depuis nous avons fréquemment de ses nouvelles ; actuellement (mai 1923) elle marche de mieux en mieux et ne souffre plus.

En somme, 9 séances de radiothérapie paraissent :

1° Avoir eu des résultats immédiats aussi bien que la cure thermale ;

2° Avoir procuré un résultat éloigné plus complet puisque les petites crises ont disparu.

Obs II (*D' Bianchi*). — Mme F., 42 ans, mère de 3 enfants bien portants, jouit d'une bonne santé générale et ne présente aucun antécédent morbide. Son mari, qui fut tué à la guerre (1914), a toujours eu une bonne santé.

Cette malade a eu, il y a deux ans, l'attention attirée par la chute de la paupière supérieure gauche, phénomène fort gênant pour lequel elle a maintes fois consulté ; aucun traitement local n'a modifié cet état.

Au milieu de 1919 apparaissent dans le bras et dans l'épaule gauche, puis à la région scapulaire, des douleurs de plus en plus violentes, avec fourmillements dans le territoire du cubital à l'avant-bras et affaiblissement de la force musculaire. La malade éprouve de la difficulté à jouer du piano. L'atrophie qui est marquée au cubital antérieur est peu perceptible aux interosseux et à l'éminence hypothénar. Le réflexe cubitopronateur est diminué, ainsi que les réactions électriques dont la formule n'est pas modifiée. Je vois la malade en 1920 et je fais le diagnostic de radiculite du plexus brachial gauche avec prédominance sur les racines CVII

CVIII et DI et participation du ganglion cervical inférieur, la chute de la paupière étant en réalité de l'énophtalmie avec myosis (syndrome de Dejerine-Klumke).

Un traitement radiothérapique est institué, consistant en une irradiation sur les racines malades de rayons X filtrés sur 3 millimètres d'aluminium et correspondant aux degrès 9 et 10 du radiochromomètre de Benoist. Dès la première séance et chaque séance éatit de 3 H, je constatais une grosse diminution des douleurs; le sommeil jusque là, gravement troublé, est revenu. Trois autres séances sont pratiquées à trois semaines d'intervalle. Après la 4e, tous les symptomes douloureux ont disparu; la force musculaire s'est améliorée au point de rendre de nouveau possible le jeu du piano; seule l'énophalmie et la diminution des réflexes ont persisté, mais la malade se déclare enchantée.

Dans ce cas aucun traitement adjuvant n'a été appliqué. La guérison s'est entièrement maintenue après huit mois, et le début de la maladie remontait à plusieurs années.

Obs. III (*Bianchi*). — M. L., 48 ans, a comme antécédent une syphilis bien traitée. Très sobre, très actif, grand amateur de sports, il jouit d'une bonne santé générale. Il n'a jamais eu d'accidents spécifiques depuis le chancre initial; sa femme et ses enfants sont bien portants.

Il vient le 6 octobre 1920 me demander « un traitement électrique » pour une douleur intolérable siègeant dans l'épaule gauche et consécutive, dit-il, à une « mauvaise position prise pendant le sommeil ». Depuis une dizaine de jours il ne dort plus, et peut à peine assurer son travail de bureau en dépit des cachets analgésiques variés. Bref, il veut en désespoir de cause, essayer l'électricité.

A ce malade aussi, les troubles objectifs ne manquent pas. Bien que très musclé, il présente une grosse diminution de la force du membre supérieur gauche, surtout du deltoïde, du biceps, du sous-scapulaire et du long supinateur, sièges d'une atrophie notable. Les réactions sont restées à peu près normales (l'affection ne date que de quelques semaines). Les réflexes ainsi que la sensibilité objective ne sont pas ou peu troublés. L'on constate toutefois dans la région deltoïdienne de l'hypoesthésie cutanée. Le malade ressent des fourmillements dans le bras.

Le diagnostic posé est celui de radiculite du plexus briachial, à type supérieur (CV CVI et un peu CVII).

Le traitement radiothérapique est institué le 5 octobre comme dans l'observation précédente, et la même technique suivie. Ce malade est soumis à 3 séances de 3 H avec un intervalle de 8 jours entre chaque séance.

Dès la première séance la sédation est marquée, les fourmillements disparaissent. Après la 3ᵉ, donc au bout de 3 semaines de traitement, M. L. ne souffre plus, néglige les séances projetées, et retourne à la chasse malgré le froid et l'humidité. Aussi, au bout d'un mois, eut-il une rechute dont ont raison deux nouvelles applications.

J'ai revu ce malade depuis : les douleurs n'ont plus reparu En novembre, il persiste de l'hypotonie et de la faiblesse des muscles sus-désignés. Je conseille un complément de traitement par la galvanisation et surtout une cure spécifique nouvelle par prudence. M. L. a repris complètement ses occupations.

Obs. IV (*Dʳ Bianchi*). — Mme H. 48 ans, nous est adressée en juin 1920 par un de nos confrères, pour exécuter une radiographie de la région cervicodorsale. Il existe, en effet, à ce niveau, une déformation scoliotique marquée à convexité gauche qui a fait songer à la possibilité d'un mal de Pott. Les douleurs causées par la maladie dans tout le membre supérieur gauche, et spécialement dans le moignon de l'épaule sont telles que la malade déclare ne plus pouvoir les supporter, et après avoir épuisé les analgésiques par voie gastrique et les révulsifs locaux, en est à l'emploi de la morphine sous cutanée. La motilité est altérée : les mouvements d'abduction et d'élévation du bras sont très affaiblis ; la malade ne peut se coiffer elle-même. Il y a une hypoesthésie très nette de la région scapulaire et deltoïdienne. Le réflexe olécranien est diminué. A l'avant-bras et à la main les signes objectifs n'existent pour ainsi dire pas. L'image radiographique obtenue montre nettement l'inclinaison scoliotique, mais sans lésion perceptible des corps ni des arcs vertébraux, non plus que des apophyses articulaires.

L'affection dure depuis plus d'un an, malgré tous les traitements assidûment suivis et judicieusement dirigés, au point que l'état psychique de la malade, lasse de souffrir et épuisée d'insommie, commence à devenir inquiétant.

La radiothérapie est proposée et acceptée, sans grande foi d'ailleurs, de la part de la malade. De plus, sur l'avis de M. le Prof. Mirallié une cure à l'énésol est adjointe au traitement.

La première séance a lieu le 18 juin. La région cervico-dorsale est irradiée avec un rayonnement filtré sur trois millimètres d'Aluminium et dont la qualité correspond au degré n° 9 du radiochromomètre de Benoist. A la fin de la séance une dose de 3 H avait été administrée.

Après cette première séance, la malade est délicieusement surprise : le sommeil revient ; les mouvements ne provoquent plu de crises.

Au bout de 18 jours environ, les douleurs réapparaissent, mais cette fois-ci moins nettes et moins marquées. La malade est envoyée immédiatement pour une seconde application. Il s'était écoulé une période de 21 jours depuis la première. Cette seconde application est suivie d'une nouvelle sédation et lors de l'application suivante qui eut lieu trois semaines après, aucune rechute ne s'était produite.

Le traitement est continué d'abord toutes les 3 semaines, ensuite tous les mois. Mme H. a repris complètement sa vie ordinaire ; sa motilité est à peu près normale ainsi que sa sensibilité cutanée. Les douleurs n'ont pas reparu dejuis la 3ᵉ semaine du traitement, et tout analgésique médicamenteux ou local a depuis longtemps été abandonné.

Par mesure de prudence et dans l'hypothèse d'une pachyméningite possible, une nouvelle cure d'énésol a été appliquée vers la fin de 1920, et d'autre part, de temps à autre, la convalescente pour éviter une rechute vient se soumettre à une irradiation à long intervalle. L'état psychique, inquiétant au début, est redevenu normal.

Tout en faisant, dans cette observation, la part de l'énésol, dont l'emploi concurremment avec la radiothérapie, était formellement indiqué par l'état sérieux de la malade, il semble bien que les rayons X, ont puissamment agi, puisque la rechute du début a été immédiatement et définitivement conjurée par de nouvelles applications. L'amélioration est telle qu'elle correspond pratiquement à une guérison.

Il est difficile de donner la pathogénie certaine des accidents décrits. Est-ce pachyméningite, tiraillement ou compression des racines au passage des trous rachidiens ?... Le certain, c'est la sédation rapide des symptômes à la suite des irradiations.

Obs. V (*Dʳ Bianchi*). — M. V., boulanger, 45 ans, souffre depuis deux mois de vives douleurs siégeant dans le territoire du sciatique droit. Les nuits sont mauvaises, la marche pénible et tout travail a dû être interrompu.

M. V., a subi le traitement médical habituel, aspirine, révulsifs locaux etc., qui n'a amené dans son état aucune modification.

Examiné le 26 janvier 1922, le malade présente les symptomes suivants : les points de Valleix sont très nets, surtout le point fessier et le point péronier dont la pression réveille des fourmillements dans le membre malade. Le signe de Lasègue est positif. Le malade boite en marchant et incline le tronc à chaque pas. Le réflexe achilléen est aboli. Les muscles de la cuisse et de la jambe sont très atrophiés ; l'on observe une différence de 2 à 3 centimètres entre le membre sain et le membre malade. Le tonus est diminué, et l'on ne trouve pas de troubles de la sensibilité objective.

L'étiologie de l'affection est obtenue. La région lombaire ne présente aucun signe objectif.

Le traitement radiothérapique est institué. La première séance a lieu le 26 janvier 1922, et la technique suivante est employée. Le foyer radiogène, dans la circonstance un tube à eau bouillante de la Verrerie Scientifique, est placé à 25 centimètres de la région à irradier, région lombo-sacrée. Le rayonnement filtré sur 4 millimètres d'aluminium, est fourni par un courant ayant une intensité de 2 milliampères et une tension correspondant à 25 centimètres d'étincelle. La séance dure 10 minutes pendant lesquelles la dose de 3 H a été administrée.

Une deuxième application de rayons X a lieu le 9 février. A cette date l'on constate une diminution très marquée des douleurs. Il persiste cependant des élancements pénibles.

La troisième irradiation est faite avec un tube Coolidge Standard. Le rayonnement est filtré sur 5 millimètres d'aluminium, et la dose administrée est de 3 H environ. Depuis le 9, la douleur de la région sacrée et de la fesse ont complètement disparu. La marche est à peu près normale, mais le malade se fatigue. D'ailleurs l'atrophie n'a guère changé.

Revu le 10 mars 1922, le malade se dit guéri. De fait la marche est normale, les points douloureux ont disparu. L'atrophie existe toujours, mais le tonus est revenu, et le réflexe achilléen est réveillé. Par acquit de conscience, une irradiation est faite non plus sur les racines, mais au mollet où la pression est encore sensible, soit 3 H sous 5 millimètres d'aluminium.

J'ai eu depuis des nouvelles du malade par son médecin. La guérison s'est intégralement maintenue, et il n'est survenu aucune réaction de la peau.

Obs VI (*Dr Bianchi*). — Mme B., 36 ans, cultivatrice, vue pour la première fois au mois de janvier 1922, souffre depuis cinq mois de douleurs siégeant dans tout le territoire de son sciatique gauche. Ces douleurs, actuellement vives, empêchent tout sommeil et nécessitent parfois la morphine. Le signe de Lasègue est positif. Le réflexe achilléen est diminué mais non pas aboli. L'atrophie musculaire est pour ainsi dire inexistante. Il n'y a pas de troubles trophiques. On remarque seulement de multiples traces de révulsifs de tout ordre.

Une radiographie de la colonne lombaire pour rechercher une lésion osseuse possible est négative.

En somme ce qui domine c'est l'*élément douleur* plutôt que l'élément moteur. La marche est en effet possible, mais très douloureuse. Les points lombaires (à la hauteur de L. 3), sacroiliaque, et ischiatique, sont les points douloureux les plus marqués.

Le traitement radiothérapique est institué. Les séances sont hebdomadaires ou décadaires, et à chacune d'elles, la région irradiée reçoit 3 H environ. Le tube radiogène, d'abord un tube à eau bouillante, est dans les dernières séances un tube Standard Coolidge. Le rayonnement est filtré sur 5 millimètres d'aluminium. L'étincelle au spintermètre est de 25 centimètres.

Le traitement en résumé est le suivant. Les séances ont d'abord lieu tous les dix jours environ. La sédation de la douleur est presque immédiate, mais peu durable; elle revient au bout de 7 à 8 jours. On décide de rapprocher les séances tous les 8 jours juste. De cette façon les périodes de calme se superposent et s'installent d'une façon durable.

D'autre part, les douleurs chassées de la région supérieure du nerf, persistent plus longtemps au creux poplité et au mollet. Quelques séances finales sur ces régions en ont rapidement raison.

Bref, en tout dix séances de 3 H chacune, réparties sur

3 mois 1/2 environ font disparaître *complètement* et *définitivement* les accidents.

La malade est restée guérie depuis.

Obs. VII (*Dr Bianchi*). — M. B., commerçant, vient consulter en mai 1922, pour une névrite sciatique gauche. Il souffre depuis cinq mois, d'abord légèrement, puis de plus en plus. La marche est tellement difficile que le malade a dû renoncer successivement à ses voyages d'affaires, puis à son magasin. Chose particulière, il ne souffre pas du tout au lit, mais ne peut mettre le pied par terre.

Après toutes sortes de tentatives thérapeutiques, M. B., vient demander un traitement « électrique ». Dans son esprit cultivé, il songe à la haute fréquence ou à la galvanisation. Je propose la radiothérapie radiculaire qui est acceptée.

Les signes physiques sont nettement positifs et l'atrophie, en particulier, est marquée à la cuisse et au mollet. Elle est par rapport au côté sain de 4 centimètres à la cuisse et de 2 au mollet.

Le traitement, en résumé, comprit 9 séances qui, au début, furent décadaires. Le rayonnement était filtré sur 5 millimètres d'aluminium, et la région lombo-sacrée gauche irradiée à chaque séance recevait une dose de 3 H

L'amélioration apparait après la troisième séance, reculant de quelques jours, puis d'une semaine, la séance projetée.

Au bout de cette période de 9 séances, réparties sur quatre mois, la guérison est complète et s'est maintenue depuis. Le malade, revu, chasse, pêche et travaille sans douleur. Il est enchanté.

CHAPITRE III

PRINCIPE GÉNÉRAL DE LA MÉTHODE

Le principe général de la méthode consiste à irradier le point d'émergence des nerfs. En effet, les nerfs qui naissent de la moelle épinière, pour se rendre aux territoires organiques auxquels ils sont destinés, traversent les trous de conjugaison. Or, pendant cette traversée, aussi bien en aval des trous qu'en amont, les nerfs glissent à l'intérieur de véritables canaux membraneux dont les parois, parcourues par un véritable lacis de petites veinules, se moulent exactement sur eux. Aussi ne faut-il pas s'étonner que la moindre congestion veineuse de ces parois produise sur les nerfs qu'elle entoure des phénomènes compressifs et douloureux. C'est donc à la naissance du nerf, à son point d'émergence qu'il faut demander aux rayons X leur action décompressive et sédative.

Quant au mécanisme intime de cette action, il semble (Dejerine) que la radiothérapie, au même titre que les autres procédés de révulsion locale mais avec beaucoup plus de précision et avec une intensité beaucoup plus considérable, agisse en exagérant l'afflux leucocytaire au niveau des racines malades, et en facilitant ainsi l'englobement des agents infectieux. C'est pourquoi les formes qui paraissent les plus sensibles à l'heureuse action des rayons X sont précisément celles dont la douleur constitue le signe prédominant.

CHAPITRE IV

TECHNIQUE
DE LA RADIOTHÉRAPIE RADICULAIRE

TECHNIQUE
EMPLOYÉE PAR M. LE Dr BIANCHI

La source par lui utilisée donne un courant électrique de tension correspondant à 25 centimètres d'étincelle (donc équivalente à 120.000 volts environ) et d'intensité égalant 2 milliampères.

Son tube radiogène, région tube à eau bouillante ou tube Coolidge Standard, fournit un rayonnement qui, filtré sur 3 à 5 millimètres d'aluminium, répond, comme qualité, au degré 9 ou 10 du radiochromomètre Benoist.

La région à irradier, variable suivant les cas (région cervicale obs. III, région cervicodorsale obs. II, IV, région lombo-sacrée, obs. V, VI, VII), correspond au territoire d'émergence des racines malades. Dans deux de nos observations (obs. V-VI) le nerf lui-même, pour complément de traitement, a été irradié en deux points de son trajet (mollet, creux poplité).

L'anticathode est placée à 25 centimètres de la peau. La séance d'irradiation dure 10 minutes pendant lesquelles la région traitée reçoit une dose de 3 H environ. Les séances ont lieu tous les 8, 15 ou 20 jours suivant les cas, et l'effet thérapeutique est atteint au bout d'un temps variable. Dans les observations de M. le Dr Bianchi, 3, 4, 9, 10 séances ont été nécessaires, et la dose totale reçue par les racines est en moyenne de 12 à 20 H.

AUTRES TECHNIQUES

M. le Dr Delherm place son anticathode à 30 centimètres de la région à irradier. La dose qu'il administre est de 5 H répartis en une série de 3 séances. Une nouvelle série n'est refaite qu'après un intervalle de 3 semaines.

MM. Zimmern, Cottenot et Dariaux font, en donnant 1 H par séance, six applications consécutives séparées par des intervalles de deux jours. Le malade se repose 8 à 10 jours, puis reçoit une nouvelle série d'irradiations.

M. Harret administre 1 H chaque jour pendant cinq jours consécutifs. Il recommence une nouvelle série après avoir laissé au malade huit jours de repos. Lorsque la première série est achevée, le malade est déjà grandement amélioré, et à la fin de la quatrième série, l'effet thérapeutique obtenu est satisfaisant.

MM. Barrê et Gunsett administrent en une seule fois une dose de 3 H qu'ils répètent tous les huit jours.

***

En somme, toutes ces techniques ont de nombreux points communs et se ressemblent suffisamment pour qu'on puisse considérer la technique de la radiothérapie radiculaire suffisamment au point pour prendre place, dès maintenant, dans la pratique radiologique courante.

Ce qui doit nous frapper, c'est que des résultats très satisfaisants, entrainant même le plus souvent la guérison définitive, ont été obtenus avec des doses relativement faibles (3 à 5 H) et répétées seulement une fois par semaine ou moins. Le traitement est donc sans danger et il est vraisemblable que dans les cas rebelles on pourrait, sans inconvénient et avec chances de succès, employer des doses massives de

10 H par exemple, à condition que la durée ne dépasse pas quelques minutes.

Mais plus importante encore que l'intensité et la fréquence des applications est la localisation précise de la région à irradier, et ici encore, comme dans toutes les applications de la radiothérapie, s'impose la collaboration étroite et simultanée de l'anatomiste, du clinicien, et du radiologiste.

CHAPITRE V

RÉSULTATS
DE LA RADIOTHÉRAPIE RADICULAIRE

Un fait est acquis; le traitement par les rayons X s'est montré efficace dans des cas où les autres modes de traitement avaient échoué.

Dans les cas de sciatiques rebelles rapportées en avril 1911 par MM. Babinski, Charpentier et Delherm, les analgésiques, les révulsifs, le traitement électrique, sont employés sans résultats. Un traitement radiothérapique est institué. Aussitôt, les phénomènes douloureux cèdent et la guérison survient.

Dans les observations de radiculites publiées en 1912 par M. le Dr Morat, un malade, avec deux injections épidurales de stovaïne, pratiquées à quelques jours d'intervalle, n'obtient qu'un soulagement transitoire à ses souffrances; l'action calmante des effluves de haute fréquence auxquelles on a eu recours, ne donnent aucun résultat. Dans un autre cas, les effluves donnent une légère amélioration qui demeure bientôt stationnaire. Devant l'inefficacité de ces traitements, la radiothérapie est mise en œuvre et son action calmante ne tarde pas à se montrer. Les douleurs disparaissent tandis que les réflexes font leur réapparition.

Le malade de MM. les Drs Laquerrière et Loubier (1912) dont l'affection avait résisté au traitement classique (révulsifs analgésiques) et qui n'avait eu qu'une amélioration passagère par la galvanisation, a vu ses douleurs disparaître immédiatement par l'application des rayons X.

Dans la statistique de Barré et Günsett, 12 malades sur 20 ont été guéris, 5 nettement améliorés, 3 seulement n'ont éprouvé aucun soulagement, sans que pour ces derniers, on en puisse expliquer la raison. Cependant ces auteurs employaient de petites doses (3 H, les rayons étaient filtrés à travers 4 millimètres d'aluminium) répétées tous les 8 jours. Peut-être auraient-ils obtenus un résultat avec des doses massives de 10 H par exemple, comme on l'a fait depuis.

Dans les différentes observations que nous publions, la radiothérapie se montre supérieure aux autres traitements. Des crises répétées de sciatique (obs. I), jugulées temporairement par des cures à Dax et Saint-Amand, ne le furent d'une façon définitive que par la radiothérapie. M. L., (obs. III) a absorbé sans résultats des cachets analgésiques les plus variés. En désespoir de cause il s'adresse à un spécialiste qui lui propose un traitement radiothérapique. Ce traitement est accepté, la guérison survient et le malade reprend ses occupations.

Mme H., (obs. IV) chez qui, après avoir épuisé les analgésiques par voie gastrique et les révulsifs locaux, l'on est arrivé à l'emploi de la morphine, éprouve une très grande amélioration dès la première irradiation, amélioration qui se parfait dans les séances suivantes.

La même remarque s'impose dans les observations V, VI, VII, dans lesquelles l'efficacité des rayons fait contraste à l'inefficacité des analgésiques et des révulsifs locaux.

Non seulement la radiothérapie se montre efficace, mais elle est encore remarquable par la netteté, la rapidité et la durabilité de ses résultats.

Les résultats de cette méthode sont nets. Après un traitement radiothérapique, en effet, une malade (obs. I) impotente et souffrant terriblement, voit ses douleurs disparaître et se met à marcher sans boiter; une autre (obs. II), sous l'influence bienfaisante du traitement, retrouve, à sa grande joie, le sommeil, et peut de nouveau se livrer à sa distraction favorite

que la douleur et la faiblesse musculaire lui avaient fait abandonner; d'autres (obs. III. IV. V. VI.), se voient libérer de
leurs souffrances; enfin un dernier (obs. VII), que son mal
avait obligé à renoncer à son magasin et à ses voyages pro-
fessionnels, peut, comme par le passé reprendre ses occupations journalières.

Les résultats sont encore rapides et durables. Dans la plupart de nos observations, le malade, dès la première séance,
ressent une grande amélioration.; le sommeil revient dès le
soir même (obs.. II-III); les fourmillements disparaissent,
les mouvements se font plus facilement (obs. IV). La guérison
est atteinte au bout de 4, 5, 9, 10 séances, et cette guérison
se maintient.

Elle se maintient depuis onze ans (obs I); huit mois (obs
II), un an (obs. III) neuf mois (obs VI). Le médecin traitant
donne souvent des nouvelles de M. V. (obs. V), dont la guérison s'est entièrement maintenue.

CONCLUSIONS

Dans toutes les formes de radiculite qui ne relèvent pas d'une cause spécifique, ou, plus exactement en ce qui concerne la pratique, dans tous les cas où le traitement spécifique s'est montré inefficace, on obtient un excellent résultat par le traitement local. Celui-ci semble agir en exagérant l'afflux leucocytaire au niveau des racines malades.

Parmi les procédés de révulsion locale, le plus efficace parce qu'il est le plus précis et le plus intense, le plus pénétrant est l'application des rayons X en irradiations pénétrantes sur la région radiculaire malade. Ce procédé est particulièrement applicable et efficace sur la région lombo-sacrée.

La technique est simple, c'est celle de toute radiothérapie profonde. Dans de nombreux cas les petites doses (3 H) sont suffisantes. Dans le cas contraire, il ne faut pas hésiter à recourir à des doses plus fortes, qui se sont montrées efficaces et sans danger à condition que l'application soit rigoureusement surveillée et localisée.

Les résultats obtenus sont le plus souvent très nets, toujours appréciables. L'élément douleur est souvent complètement et définitivement supprimé, toujours heureusement influencé. L'ancienneté des douleurs radiculaires ne diminue pas très notablement, semble-t-il, les chances de succès de la radiothérapie. Les douleurs récentes paraissent cependant y être plus sensibles.

La radiothérapie constitue la méthode de choix dans le traitement des radiculites dites essentielles, c'est-à-dire dans tous les cas où l'origine spécifique n'a pas fait sa preuve. Elle suffit à presque tous les cas, et ce n'est qu'en cas de radiculite chronique et rebelle, où des névralgies radiculaires particulièrement violentes auraient résisté à l'action des rayons X, que l'on est en droit d'envisager les méthodes chirurgicales.

BIBLIOGRAPHIE

BABINSKI, CHARPENTIER et DELHERM. — Radiothérapie de la sciatique (*Rev. de Neurol.* 30 avril 1911, p. 525).

BABINSKI. — Spondilose et douleurs névralgiques très atténuées à la suite de manœuvres radiothérapiques (*Rev. de Neurol.* 1910, p. 262).

BACALOGLU et PARHON. — Sur un cas de radiculite (*Rev. de Neurol.* 1914-1915, p. 651) .

BARRÉ. — Etude clinique de la sciatique (*Presse Méd.* 6 février 1919).

BARRÉ et GÜNSETT. — Radiothérapie dans la radiculite (*Congrès de Luxembourg, Metz* 1921).

BLANC. — Traitement par les agents physiques (*Thèse Paris* 1909-10).

BERTHEOL. — Contribution à la sciatique radiculaire (*Thèse Paris* 1906).

BIANCHI. — Névrites radicu'aires (*Gaz. Méd. de Nantes*, avril 1921).

BONNUS (G). — La radiothérapie des affections des nerfs périphériques et de leurs racines par blessure de guerre (*Paris Médical,* 8 avril 1916 et *Rev. de Neurol.* 1916, tome I, p. 717).

CAMUS et SEZARY. — Les radiculites (*Presse Méd.* 1907, n° 68).

CHASSARD. — Traitement des névralgies (*Thèse Paris* 1914).

CHIPAULT. — Section des racines post. dans les névralgies sciatiques rebelles (*Presse Méd.* 19 février 1896).

DARIAUX. — Radiothérapie radiculaire (*Thèse de Paris* 1913)

DÉJERINE. — Les Radiculites (*Rev. de Neurol.* mars 1916).

DÉJERINE (Mme) et GAUCKLER. — Les Radiculites (*in Traité de Path. Méd.* de Sergent, Ribadeau-Dumas et Babonneix *Neurologie* I).

DÉJERINE (Mme) et MOUZON. — Sur les blessures des nerfs par projectiles et en particulier sur les blessures du sciatique.

DELHERM et CHASSARD. — Du traitement des névralgies par les applications directes et indirectes de l'électricité (*Journal de Radiol. et d'électrol.* tome II, fasc. 12, p. 689).

DOBROKHOTOV. — Sciatique radiculaire. Effets thérapeutiques des bains de boue minérale de Saki (*Revue de Neurol.* 1916 p. 281).

ÉUZIÈRE et MORGOROT. — Radiculite post-typhique (*Languedoc Méd.* 10 déc. 1919).

FREUND. — Rontgenbehandlung der Ischias (*Wiener Klin. Woch.* 1907 p. 1611).

HESNARD. — Note sur la radiothérapie des blessures des troncs nerveux (*Paris Méd.* 18 mars 1916, p. 302).

J. LABORDERIE. — Précis d'électricité Méd. (Paris 1908).

LAQUERRIÈRE et LOUBIER. — Sciatique traitée par la radiothérapie (*Bull. off. de la société fr. d'électrode et de radioth.* mai 1922).

LISI. — Sciatique radiculaire partielle avec atrophie musculaire (*Rev. de Neurol.* 1917. t. 2 p. 206).

LORTAT-JACOB. — Radiculite et glycosurie réflexe (*Congrès de Luxembourg,* Metz 1921).

MARQUÈS. — La physique biologique pratique (Paris 1913).

MIRALLIÉ. — Les Radiculites (*Gaz. méd. de Nantes* 15 février 1908).

MOUZON et POLONOWSKI. — Sciatique radiculaire avec paralysie dissociée (*Société de Neurol. Paris* 5 nov. 1914.

MORAT. — Traitement des radiculites par la radiothérapie. (*Bull. off. de la Société fr. d'électr. et de radioth.* janv. 1912).

PY (Eugène). — Traitement radiothérapique des sciatiques (*Thèse de Paris* 1912).

RŒRICH. — Radiculite lombo-sacrée d'origine infectieuse (*Revue méd. de la Suisse romande* 20 juillet 1916).

SAINTON (P.). — Les traitements de la sciatique (*Jour. méd. fr.* 1919 ;

ZIMMERN. — Traitement des névralgies (*Jour. d'électrol. et de radiol.* tome III p. 533).

ZIMMERN, COTTENOT, et DARIAUX. — La radiothérapie radiculaire dans le traitement des névralgies (*Presse méd.* 25 juin 1913).

ZIMMERN. — La conception pathogénique des névralgies dites primitives et leur traitement radiothérapique (*Paris méd.* 1920 p. 105-107).

SAUMUR, IMPRIMERIE M. CHEVALIER

9 782329 088228